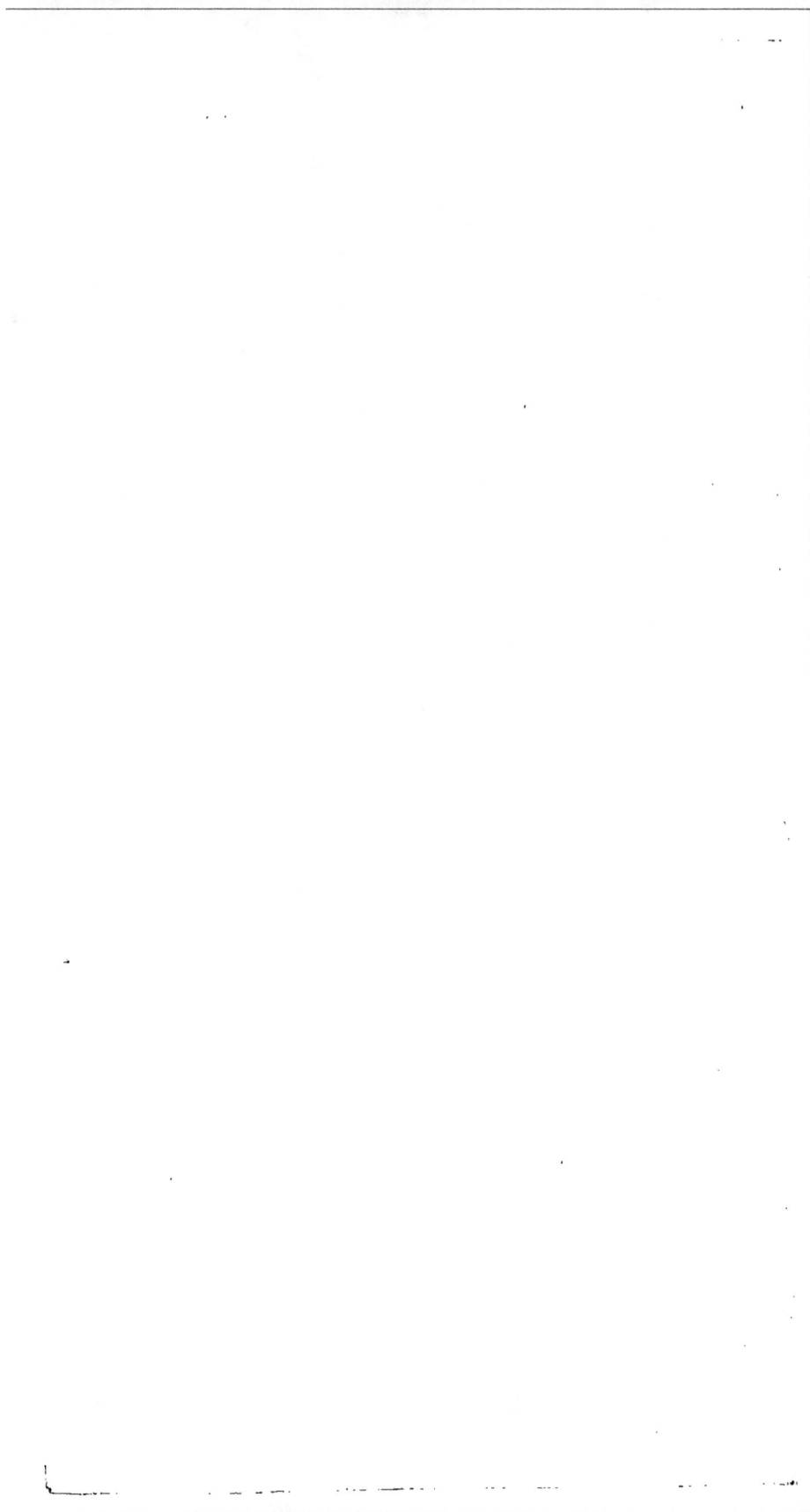

Xᵉ CONGRÈS INTERNATIONAL

D'HYGIÈNE ET DE DÉMOGRAPHIE

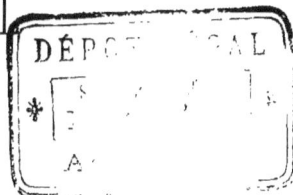

L'HYGIÈNE A ROUEN

ET DANS LA SEINE-INFÉRIEURE

DEPUIS CENT ANS

Par M. le docteur CHARLES DESHAYES

Secrétaire du Conseil central d'hygiène

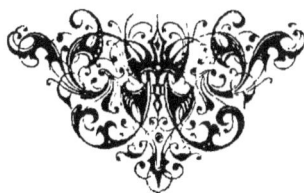

ROUEN

IMPRIMERIE E. CAGNIARD (LÉON GY, Succr)

Rues Jeanne-Darc, 88, et des Basnage, 5

—

1900

Xᵉ CONGRÈS INTERNATIONAL

D'HYGIÈNE ET DE DÉMOGRAPHIE

L'HYGIÈNE A ROUEN

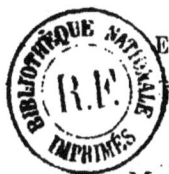

ET DANS LA SEINE-INFÉRIEURE

DEPUIS CENT ANS

Par M. le docteur CHARLES DESHAYES

Secrétaire du Conseil central d'hygiène

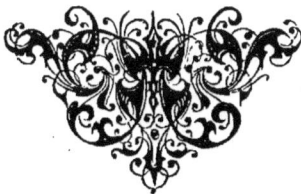

ROUEN

IMPRIMERIE E. CAGNIARD (Léon GY, Succr)

Rues Jeanne-Darc, 88, et des Basnage, 5

1900

CONSEIL CENTRAL D'HYGIÈNE

BUREAU EN EXERCICE

MM. Mastier, préfet, C ✳.......... *Président ;*

Pennetier (le docteur), ✳, I ⚜,
médecin en chef des Épidémies
de l'arrondissement de Rouen.. *Vice-Président ;*

Deshayes (le docteur), ⚜, médecin
en chef adjoint des Épidémies de
l'arrondissement de Rouen..... *Secrétaire ;*

Renard, I ⚜, chimiste, professeur
à l'École de Médecine et à l École
des Sciences............... *Secrétaire-adj. ;*

Duchemin, ⚜, pharmacien....... *Trésorier.*

L'HYGIÈNE A ROUEN & DANS LA SEINE-INFÉRIEURE

DEPUIS CENT ANS

Par M. le docteur CHARLES DESHAYES

Secrétaire du Conseil central d'hygiène

MESSIEURS,

Quoi qu'en disent les esprits grincheux qui prétendent que la science a fait faillite au XIX⁰ siècle, les progrès accomplis en matière d'hygiène depuis cent ans, en France, en Angleterre, non moins qu'en Allemagne et partout, ont été également considérables dans la région normande, et vous verrez que tous les services relevant de la salubrité publique y fonctionnent aujourd'hui avec une régularité parfaite. Aussi pouvons-nous dire que l'organisation sanitaire à Rouen, au Havre, et dans tout le département, marche de pair avec celle de Paris et de Londres.

La ville de Rouen, depuis surtout ces dernières années, s'est montrée soucieuse du bien être général de la population : entraînée par ce courant du tout à l'hygiène qui s'est manifesté en France depuis vingt-cinq ans, elle s'est modifiée, appropriée, élargie, nettoyée.

Partout des écoles neuves, largement ventilées, soigneusement visitées et surveillées.

Les deux asiles d'aliénés de Quatre-Mares et de Saint-Yon, la prison Bonne-Nouvelle où fut installé, pour la première fois en France, le système des *bains-douches* du docteur Delabost, cinq vastes casernes, largement pourvues d'eau de source, sont des types de construction moderne.

Seule, la caserne des Douanes, quoique très salubre, laisse encore à désirer.

Deux grands hôpitaux, avec salles d'isolement, fournissent au corps médical les moyens d'appliquer tous les perfectionnements accomplis en médecine et en chirurgie.

Aussi que de résultats obtenus !

Mon regretté maître, le professeur Emile Leudet, aimait à rappeler que certaines maladies, aujourd'hui éteintes, avaient cédé aux progrès incessants de l'hygiène publique.

Tel le paludisme disparu de notre région ;

Telles ces fameuses coliques sèches de Normandie qui n'étaient autre chose qu'un empoisonnement par les sels de plomb ;

Telle est la phtisie des faïenciers dont la ville de Dieppe nous a récemment offert quelques cas, mais appelée à disparaître par l'adoption de la voie humide, et *tutti quanti*.

Si l'on remonte à cent ans, les 65,000 habitants, que comptait la ville de Rouen, avaient peut-être raison d'être fiers de leurs églises et de leurs monuments, mais quelles pauvres et sales rues, que de cloaques, de sentines, de nids à microbes !

Les maisons à pignon surplombaient la rue, et y rendaient difficile l'accès de l'air et de la lumière.

Chaque matin les ménagères d'alors, coiffées du légendaire bonnet de coton normand, déversaient leurs vases dans le milieu de la rue, alors creusée en ruisseau :

Détritus et matières fécales étaient rejetés à la voirie ; partout les eaux croupissaient.

C'était alors l'époque de ces grandes épidémies : variole, choléra, peste et autres que l'hygiène moderne a réléguées à l'état de souvenir :

Et maintenant que voyons-nous ?

De larges rues bien aérées, ensoleillées, des squares, des boulevards, des jardins publics.

Les ordures ménagères renfermées dans des poubelles et enlevées chaque matin ; l'eau de source distribuée à profusion ; de vastes égouts : partout, enfin, les meilleures conditions d'hygiène et de salubrité.

Sous l'inspiration et à l'initiative du Comité consultatif d'hygiène publique de France, nous avons organisé, à Rouen comme ailleurs, nos moyens de défense contre la maladie.

Et c'est au Conseil central d'hygiène que revient surtout le mérite d'avoir donné, à Rouen et dans tout le département, une grande et salutaire impulsion en matière de salubrité publique.

Notre assemblée fut créée en 1831. Elle a donc soixante-neuf ans d'âge.

De cette date commence le fonctionnement régulier des services dans le département.

Que si nous nous demandons qu'elle a été l'action des Conseils d'hygiène dans les départements, nous pouvons affirmer que celle de la Seine-Inférieure a été considérable.

Lentement, mais sûrement, notre organisation sanitaire s'est chaque jour perfectionnée, et dans ce mouvement de réformes et de progrès, qui entraîne les sociétés modernes, nous tenons largement notre place.

De son côté, l'initiative privée a créé des œuvres importantes.

C'est ainsi que, dès 1884, nous assistons à la fondation d'une Société protectrice de l'enfance, par M. le docteur Laurent, notre dévoué et savant collègue, aujourd'hui dirigée par M. le docteur de Welling ; cette Société n'a fait que grandir et prospérer, et continue à rendre les plus grands services, en diminuant la mortalité des enfants du premier âge.

Vient ensuite la création du bureau municipal d'hygiène et du laboratoire d'analyses chimiques où les falsifications de toute nature, l'inspection des denrées alimentaires et surtout l'adultération du lait sont l'objet d'une surveillance continue.

Une école d'assistance aux malades et blessés enseigne aux garde-malades les premières notions de l'hygiène et de la médecine.

Le Bureau des Enfants assistés, sous l'habile direction du docteur Metton-Lepouzé, surveille l'application de la loi Roussel. Guerre incessante au biberon à long tube et de tous côtés sollicitude plus grande à l'égard des nouveaux nés.

Et en dehors de l'initiative privée un service de vaccinations gratuites, avec vaccin de génisse, a été institué dans toutes les communes du département; sa fonction est permanente.

Chaque année, un budget spécial, voté par le Conseil général, pourvoit aux dépenses de ces différents services.

Déclaration obligatoire des maladies contagieuses, isolement des malades, désinfection des locaux contaminés, et, progressivement, création d'un grand nombre d'œuvres philanthropiques similaires, telles que :

La Goutte de Lait du docteur Dufour de Fécamp;

L'installation, dans le Cimetière Monumental, d'un four crématoire; les incinérés y sont encore rares, il est vrai, mais c'est là affaire de temps; en attendant nous y brûlons les débris cadavériques de toute nature.

D'autre part, il existe à Rouen un laboratoire de bactériologie, rattaché à l'Ecole de Médecine et dirigé par M. le docteur Nicolle, un des meilleurs élèves de l'Institut Pasteur. Des leçons pratiques de bactériologie y sont faites périodiquement, et un certain nombre de médecins étrangers y sont venus déjà apprendre la technique de cette nouvelle science.

La ville et le département sont amplement fournis

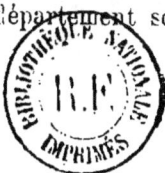

d'étuves et de tous les appareils à désinfection, sous l'habile surveillance de M. Bordeaux.

Et insensiblement, la médecine, de curative, devient préventive.

Qui de nous ne se souvient encore du traitement appliqué aux tuberculeux d'alors, à domicile comme à l'hôpital :

Le malade, sévèrement sequestré dans la laine et sous les couvertures, gorgé de tisanes pectorales, confiné à la chambre, crachant partout, se consumant au coin du feu, s'infectant lui-même et contaminant son entourage. Et aujourd'hui, les crachats, cause de la contagion, désinfectés ! Désinfectés l'habitation, les vêtements et la literie.

Le jour est proche où nous aurons à notre disposition, en pleine Normandie, un ou plusieurs sanatoria.

Actuellement l'hôpital, chaque année, envoie ses petits scrofuleux à Pen Bron.

Par mesure de propreté et de préservation contre la tuberculose, des pancartes affichées dans nos tramways défendent aux voyageurs de cracher sur les planchers.

Faut-il citer encore l'œuvre de l'Assistance par le travail, organisée par M. Bordeaux, laquelle offre aux pauvres diables des deux sexes, privés de ressources, le moyen d'attendre qu'ils aient trouvé une occupation plus rémunératrice.

De même la station agronomique, sous la direction de M. Houzeau, et le laboratoire d'entomologie agricole confié à M. Noël : ces deux institutions fournissent aux

cultivateurs les moyens de mieux cultiver et de pré-
server leurs récoltes des insectes nuisibles.

Grâce à la générosité de M. Depeaux, et sous l'inspiration du docteur Delabost, des bains populaires avec
douches, etc., ont été mis à la disposition presque gra-
tuite (0 fr. 05) des ouvriers du port.

La source du Pré Thuileau, ouverte sous l'initiative
du docteur Le Plé, donne à tous et en abondance une
eau ferrugineuse non moins riche que les thermes de
Forges, de Spa et de Bussang.

Des crèches, et en première ligne la crèche Brière,
modèle du genre, permettent aux femmes de la classe
ouvrière d'y confier leurs enfants, tout en continuant
de travailler.

Les viandes de boucherie sont, aux Halles et aux
Abattoirs de la ville, l'objet d'une surveillance atten-
tive de la part de MM. Philippe et Veyssière.

MESSIEURS,

J'arrête là mes citations, car je craindrais de fatiguer
plus longuement votre attention.

Pourquoi faut-il encore que, en dépit de tous nos
efforts et de tous nos progrès, la mortalité générale
reste à Rouen et au Havre, mais à Rouen surtout,
supérieure à celle des autres grandes cités : 28 0/00.

Cela tient à des causes multiples, mais avant tout à
l'alcoolisme, à l'alcool dont s'abreuvent toutes les

classes de la Société : ouvriers de fabrique, femmes et enfants, bourgeois, petits enfants et classe riche. Et comme corollaire de l'alcoolisme, la tuberculose.

Nous aussi, nous avons organisé une croisade contre l'alcoolisme, et, à l'exemple de la *Végétarian society* de Londres, nous avons fondé à Rouen, sous l'initiative du docteur Brunon, des restaurants et des roulottes pour les ouvriers, d'où sont bannies toutes boissons alcooliques; mais hélas! combien encore reste à faire dans cet ordre d'idées.

Ce qu'il faudrait surtout, ce serait la suppression des bouilleurs de cru, et l'application du monopole de l'alcool.

MESSIEURS,

Inutile, n'est-il pas vrai, d'insister :

Si j'ai proclamé hautement notre organisation que nous croyons bonne, mais que nous cherchons constamment à perfectionner, je n'ignore pas que le progrès en hygiène, comme en toutes choses, n'a jamais dit son dernier mot.

C'est sous l'inspiration de cette idée que les hygiénistes de tous pays ont eu l'heureuse pensée de se réunir périodiquement en Congrès internationaux, pour y apporter, discuter et y enseigner les résultats de leurs découvertes personnelles. Tels les Congrès de Bruxelles, Turin, Genève, Vienne, Londres, Budapest, la Haye et Paris, d'où sont sortis tant de travaux importants.

A chacune de ces grandes assises scientifiques, le département de la Seine-Inférieure a toujours envoyé des délégués.

Telle est aujourd'hui notre raison d'être parmi vous.

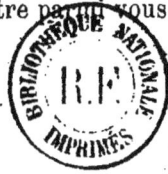

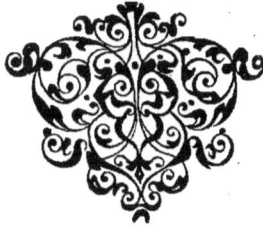

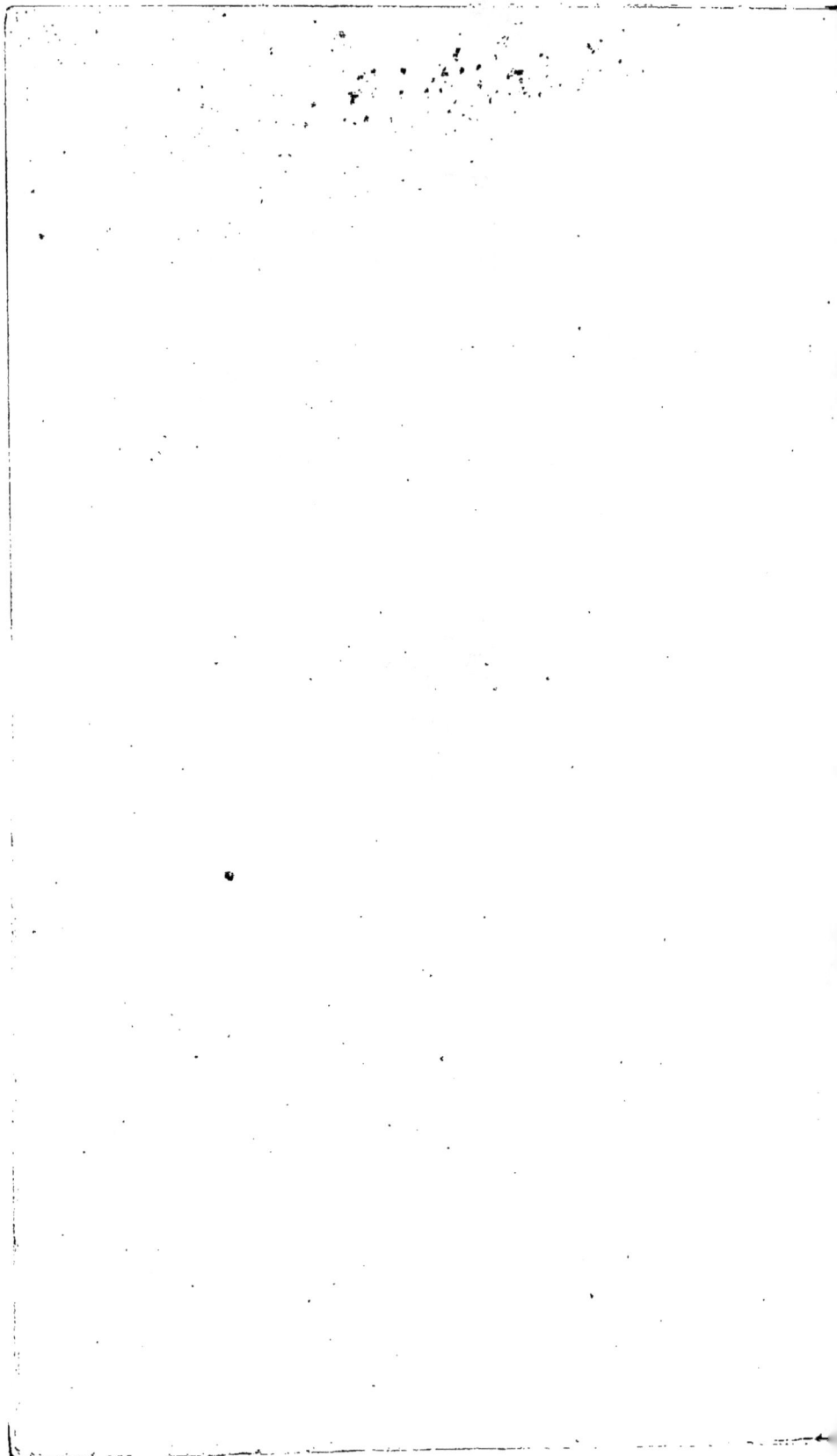

www.ingramcontent.com/pod-product-compliance
Lightning Source LLC
Chambersburg PA
CBHW050406210326
41520CB00020B/6481